Rim Khemakhem
Rahma Gargouri
Nedia Moussa

Cessação do tabagismo

Rim Khemakhem
Rahma Gargouri
Nedia Moussa

Cessação do tabagismo

Tabagismo e hospitalização de um ente querido: a influência decisiva para deixar de fumar

ScienciaScripts

Imprint

Cover image: www.ingimage.com

This book is a translation from the original published under ISBN 978-620-6-70812-4.

Publisher:
Sciencia Scripts
is a trademark of
Dodo Books Indian Ocean Ltd. and OmniScriptum S.R.L publishing group

120 High Road, East Finchley, London, N2 9ED, United Kingdom
Str. Armeneasca 28/1, office 1, Chisinau MD-2012, Republic of Moldova, Europe
Printed at: see last page
ISBN: 978-620-7-85414-1

ÍNDICE

Lista de abreviaturas..3

Introdução...5

Materiais e métodos...7

Resultados...10

Discussão..21

Conclusão..33

Bibliografias..37

Lista de abreviaturas

DPOC: Doença pulmonar obstrutiva crónica

CBP: Cancro broncopulmonar

COE: Monóxido de carbono no ar expirado

DDB: dilatação dos brônquios

EP: Embolia pulmonar

HAD: Hospital Ansiedade Depressão

HBSC: Comportamento de saúde em crianças em idade escolar

OMS: Organização Mundial de Saúde

PNO: Pneumotórax

SAS: Síndrome da apneia do sono

TCC: Terapia cognitivo-comportamental

Introdução

O tabagismo é um dos principais factores de risco de várias doenças crónicas, como o cancro, as doenças pulmonares e as doenças cardiovasculares.

Todos os anos, é responsável por mais de 6 milhões de mortes em todo o mundo e quase 80 000 em França, podendo ser responsável por mil milhões de mortes no século XXI (1-3).

Ajudar as pessoas a deixar de fumar é a etapa fundamental do processo de tratamento. É considerada uma das formas mais eficazes de ajudar a reduzir em um terço a taxa de mortalidade prematura devida a doenças não transmissíveis em todo o mundo até 2030(4).

No entanto, fumar provoca dependência, o que pode dificultar o abandono.

Vários estudos sublinharam a necessidade de completar as medidas colectivas com cuidados individuais, nomeadamente para os fumadores mais dependentes (5, 6, 7). Para melhorar a eficácia da ajuda à cessação tabágica, é necessário colmatar as lacunas do nosso conhecimento sobre a dependência do tabaco e sobre os factores que influenciam a motivação para deixar de fumar. Para fazer avançar a investigação, são necessários estudos não só sobre a eficácia terapêutica dos métodos de ajuda à cessação, mas também sobre os determinantes sociais ou psicológicos que influenciam a motivação para deixar de fumar (7, 8).

Neste sentido, realizámos este estudo entre os fumadores que tinham um familiar internado no serviço de pneumologia, com o objetivo de..:

1. Estudar as particularidades do tabagismo nestes indivíduos.
2. Definir a frequência das perturbações do humor nas pessoas em causa.
3. Avaliar o impacto da hospitalização de um familiar próximo na sua motivação para deixar de fumar.

Materiais e métodos

1. TIPO DE ESTUDO:

Realizámos um estudo transversal, incluindo indivíduos fumadores que visitaram um familiar hospitalizado no serviço de pneumologia do CHU Hédi Chakerde Sfax durante 2 meses (de abril a maio de 2018).

2. METODOLOGIA:

✓ Foi utilizado um questionário para recolher os seguintes dados:

- Idade
- Co-morbilidades
- Co-vícios
- Hábitos tabágicos: tipo de tabaco, tempo de fumo, consumo diário de tabaco, idade do primeiro cigarro, etc.
- Tentativas de retirada: definidas como uma retirada anterior de mais de 7 dias.
- Dependência física avaliada pelo teste de Fagerstrom (9).
- Motivação para deixar de fumar avaliada pelo Quit Motivation Questionnaire (Q-MAT) (motivação definida como boa se a pontuação for > 13)(10).
- O estado de ansiedade-depressão identificado pelo teste Hospital Anxiety Depression (HAD) com a sua versão árabe(11).

✓ Os fumadores inquiridos foram contactados por telefone após 3 meses para reavaliar a sua situação tabágica.

1. 3 Análise estatística:

O estudo estatístico foi efectuado com recurso ao software SPSS 20, sendo as variáveis qualitativas comparadas através do teste Chi 2 e as variáveis quantitativas através do teste de Student. O limiar de significância estatística foi fixado em 5%, tendo sido utilizado o teste Chi 2 para o estudo comparativo das variáveis qualitativas e o teste de Fischer (P) se a dimensão da amostra fosse reduzida.

Resultados

1. DADOS EPIDEMIOLÓGICOS:

Setenta (70) indivíduos preencheram os questionários.

1.1. Sexo e idade:

Os sujeitos eram todos do sexo masculino.

A idade média era de 40±15,2 anos, com extremos que variavam entre 15 e 76 anos.

1.2. Nível socioeconómico:

Os indivíduos estudados eram de origem urbana em 74% dos casos.

Cinquenta por cento dos indivíduos tinham o ensino primário (Figura 1).

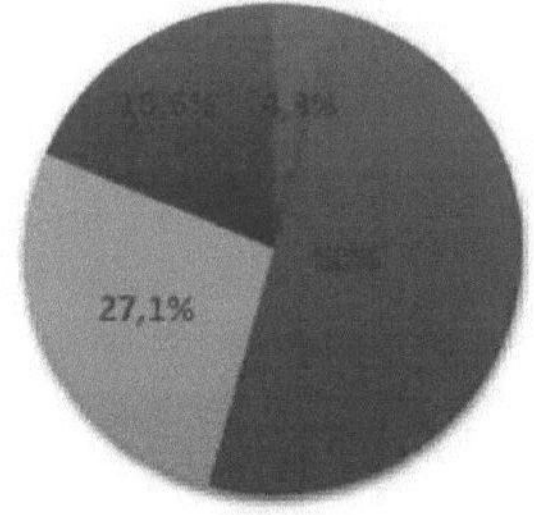

■ analfabeto ■ primário ■ secundário ■ universitário

Figura 1: Repartição dos fumadores por nível intelectual[di].

2. ANTECEDENTES PESSOAIS DOS FUMADORES ENTREVISTADOS:

Nenhum dos indivíduos tinha antecedentes de patologia respiratória.

3. MOTIVOS DE HOSPITALIZAÇÃO DOS FAMILIARES:

Os motivos de internamento mais frequentes foram a descompensação da doença pulmonar obstrutiva crónica (DPOC) (36,5%) e o cancro broncopulmonar (CBP) (27%) (Quadro I).

Quadro I: Motivos de hospitalização dos familiares

Patologia	Percentagem (%)
Descompensação da DPOC	36,5
Cancro broncopulmonar	27,0
Dilatação dos brônquios	7,9
Asma	6,3
Pleuresia	6,3
Embolia pulmonar	6,3
Síndrome da apneia do sono	6,3
Pneumotórax	3,2

4. CARACTERÍSTICAS DO TABAGISMO:

4.1. Tipo de fumo:

Os cigarros foram o tipo de tabaco mais utilizado (97% dos casos).

O cachimbo de água é consumido por 2,9% da população (Figura 2).

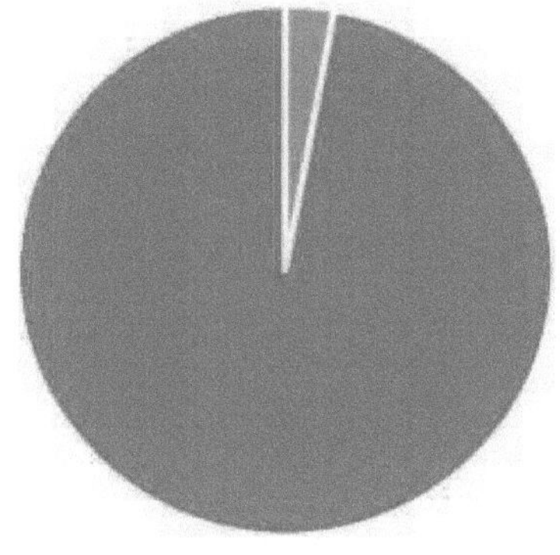

Figura 2: Tipo de tabaco utilizado[d2].

4.2. Idade do primeiro consumo:

A idade média do primeiro consumo de tabaco era de 17 anos, com extremos que variavam entre 8 e 35 anos.

Verificou-se uma diferença significativa entre a idade do primeiro cigarro e os diferentes níveis socioeconómicos (p=0,042). Quanto mais baixo o nível socioeconómico, mais jovem a idade do primeiro cigarro.

4.3. Consumo médio de tabaco:

Todos os indivíduos tinham à sua volta pessoas que fumavam.

O consumo médio foi de 28 PA, sendo que 77% fumam mais de 10 PA e 28% mais de 30 PA (Figura 3).

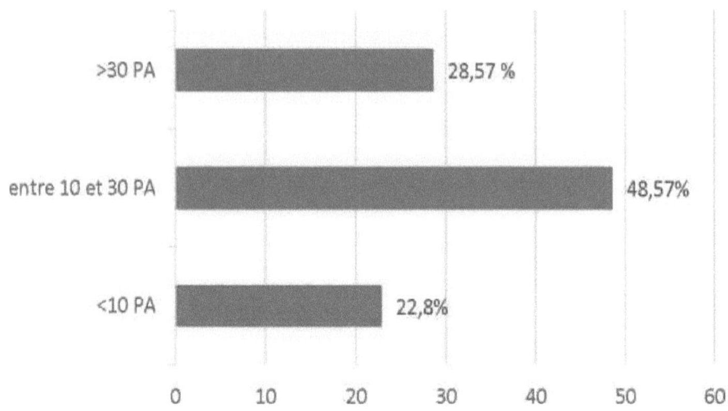

Figura 3: Repartição dos fumadores por consumo de maços por ano (PA[d3]/

O consumo de tabaco foi maior entre os indivíduos com um nível socioeconómico e intelectual mais baixo (p=0,040) (Figura 4). No entanto, não foi encontrada diferença significativa entre o consumo de tabaco e a origem urbana ou rural (p=0,54).

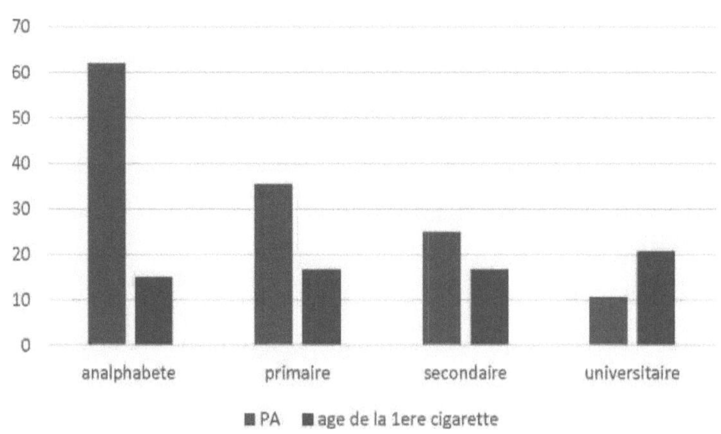

Figura 4: Consumo de tabaco por nível socioeconómico e intelectual

4.4. Tempo de consumo:

A duração média do tabagismo foi de 22 anos, com extremos que variaram de 2 a 66 anos.

5. CO-ADDICAÇÕES:

O alcoolismo foi observado em 22,7% dos fumadores.

6. AVALIAÇÃO DA DEPENDÊNCIA DO TABACO:

A dependência foi considerada elevada (35,7%), média (18,6%), baixa (20%) e ausente (25,7%) (Figura 5[d4]).

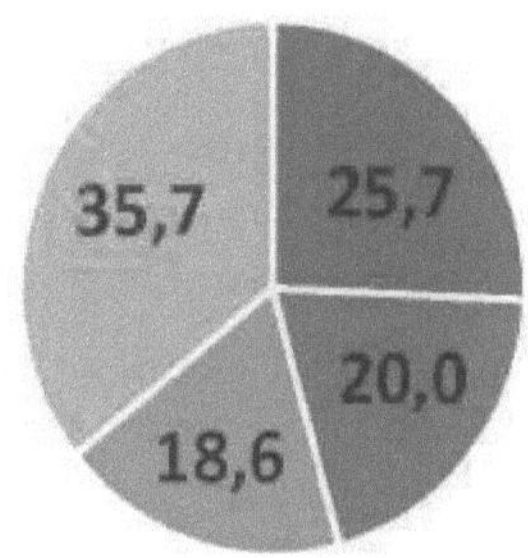

Figura 5: Repartição dos fumadores por nível de dependência do tabaco

Verificou-se uma associação entre a idade do primeiro cigarro (p=0,02), o número de PAs (p=0,04) e a dependência do tabaco. Parece que quanto menor a idade do primeiro cigarro, maior o número de PAs e maior a dependência.

7. PERFIL PSICOLÓGICO DOS FUMADORES INQUIRIDOS:

7.1. Perturbações de ansiedade e depressão:

A perturbação de ansiedade foi registada em 41,4% dos indivíduos e a perturbação depressiva em 11,4% (Figura 6).

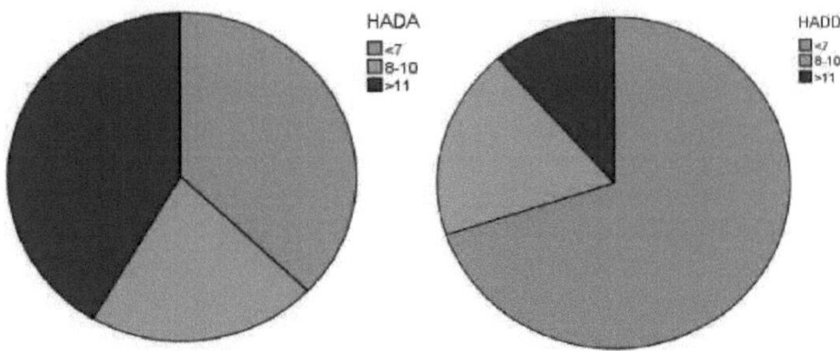

Figura 6: Perturbações depressivas e de ansiedade nos fumadores inquiridos

HADA*: pontuação de ansiedade HAD; HADD*: pontuação de depressão

7.2. Correlação entre as perturbações ansioso-depressivas e a patologia do familiar hospitalizado

Não foi encontrada qualquer correlação entre as perturbações depressivas e o nível socioeconómico (p=0,13) ou a causa de hospitalização do familiar (p=0,57).

Verificou-se também uma associação positiva entre as perturbações de ansiedade e a causa da hospitalização dos pais.

Os indivíduos que tinham um progenitor hospitalizado devido a uma doença relacionada com o tabagismo (doença pulmonar obstrutiva crónica, cancro broncopulmonar) tinham tendência para ter uma perturbação de ansiedade (Figura 7).

Dos indivíduos inquiridos com perturbações de ansiedade, 44% tinham um familiar próximo hospitalizado por descompensação da DPOC e 36,6% tinham um familiar próximo em acompanhamento por CBP. Da mesma forma, estes indivíduos parecem ter fumado durante um período médio mais curto (17,67±9,94 versus 29,32±17,4 anos).

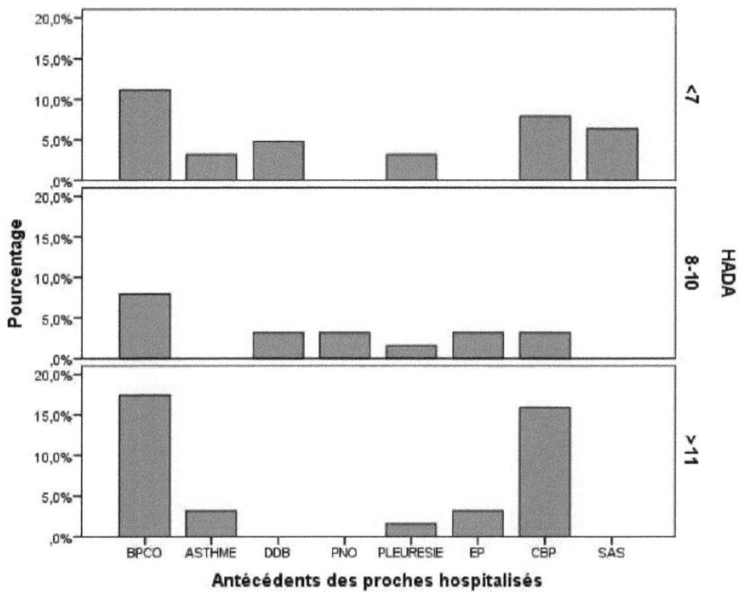

Figura 7: Distribuição da patologia do familiar hospitalizado de acordo com a perturbação de ansiedade dos fumadores.

DDB*: dilatação brônquica; PNO*: pneumotórax; EP*: embolia pulmonar; CBP*: cancro broncopulmonar; SAS*: síndrome de apneia do sono.

8. MOTIVAR AS PESSOAS A DEIXAREM DE FUMAR:

8.1. Tentativas de retirada:

As tentativas anteriores de deixar de fumar foram referidas por 21% dos indivíduos. O número de tentativas de abandono foi de uma (11,4%), 2 (4,3%) e 3 (2,9%) (Figura 8).

Nenhum dos doentes utilizou medicação (Nico patch ou nicopass) ou terapia cognitivo-comportamental.

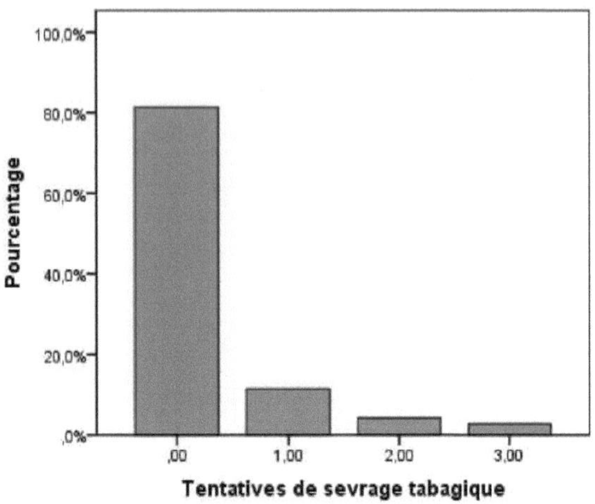

Figura 8: Número de tentativas de deixar de fumar entre os fumadores

8.2. Avaliação da motivação para deixar de fumar:

A motivação muito boa para deixar de fumar foi encontrada em 32,9% dos casos (Figura 9).

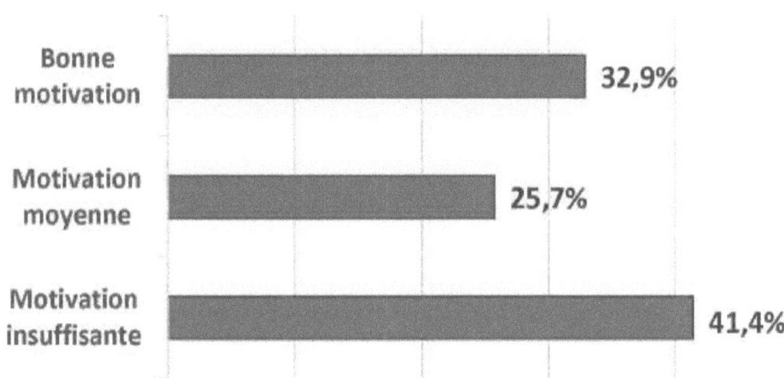

Figura 9: Avaliação da motivação para deixar de fumar entre os fumadores inquiridos de acordo com a pontuação do Q-MAT[d5]-

- **Factores com um impacto positivo na motivação:**

Foi encontrada uma correlação positiva entre a idade (r=0,02), a dependência (r =0,081), a pontuação HAD (depressão: r=0,012, Ansiedade: r= 0,2) e a motivação para deixar de fumar. No entanto, a relação foi insignificante (r<0,2).

Entre os indivíduos com ansiedade, 38% estavam altamente motivados para deixar de fumar, 31% estavam moderadamente motivados e 31% estavam insuficientemente motivados.

A presença de um nexo de causalidade entre o tabagismo e a doença de que sofre o progenitor hospitalizado parece aumentar a motivação para deixar de fumar (r=0,56) (Figura 10). De facto, 43,4% dos fumadores com um progenitor tratado por DPOC e 23,5% dos fumadores com um progenitor hospitalizado por CBP estavam fortemente motivados para deixar de fumar.

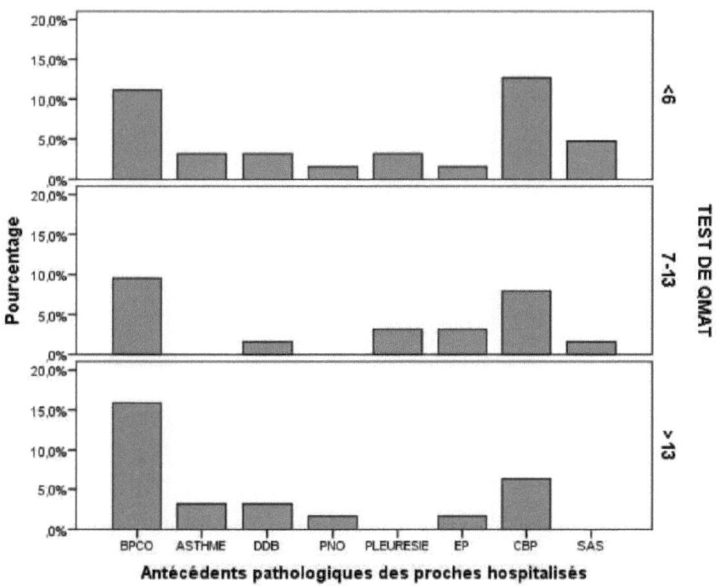

Figura 10: Motivação para deixar de fumar de acordo com a condição do progenitor hospitalizado.

DDB*: dilatação brônquica; PNO*: pneumotórax; EP*: embolia pulmonar; CBP*: cancro broncopulmonar; SAS*: síndrome de apneia do sono.

- **Factores que têm um impacto negativo na motivação:**

Um nível socioeconómico baixo (r=-0,68), uma idade jovem no início do consumo de tabaco (r=-0,12), uma longa duração do consumo de tabaco (r=-0,003) e um consumo elevado de AF (r=-0,57) estão associados a uma motivação insuficiente para deixar de fumar.

O insucesso de tentativas anteriores de deixar de fumar parece ter uma influência negativa na motivação para deixar de fumar (r=-0,037).

9. IMPACTO DA HOSPITALIZAÇÃO DE UM FAMILIAR PRÓXIMO NO ABANDONO DO TABAGISMO:

Quinze por cento (15%) dos fumadores inquiridos tinham deixado de fumar até 3 meses após o questionário.

Destes indivíduos, 60% tinham um progenitor hospitalizado por descompensação da DPOC e 20% tinham um progenitor a ser seguido por PBC (Figura 11).

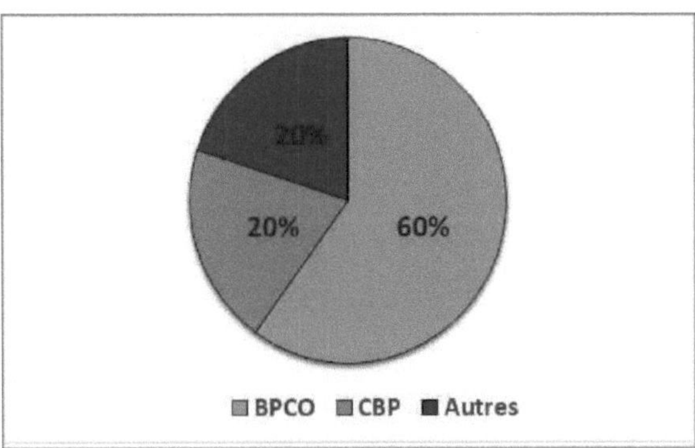

Figura 11: Percentagem de indivíduos que deixaram de fumar de acordo com a patologia do seu familiar hospitalizado.

Verificou-se uma correlação positiva entre a cessação do tabagismo aos 3 meses e a dependência do tabaco (p=0,039).

Discussão

1. DADOS EPIDEMIOLÓGICOS:

1.1. Prevalência:

1.1.1. À volta do mundo:

Mais de mil milhões de pessoas em todo o mundo continuaram a consumir produtos do tabaco em 2017(12).

De acordo com um novo relatório da Organização Mundial de Saúde (OMS), registou-se um declínio acentuado do tabagismo desde 2000, mas a redução é insuficiente para atingir os objectivos acordados a nível mundial para evitar a morte e o sofrimento causados por doenças cardiovasculares e outras doenças não transmissíveis (13).

Por exemplo, no Quebeque, onde a prevalência do tabagismo tende a ser relativamente elevada, as taxas de prevalência correspondentes em 2014-2015 foram de 21% e 24%, respetivamente (14).

1.1.2. Na Tunísia:

A prevalência do tabagismo na Tunísia foi de 24,9% em 2012 (15).

Em 2016, de acordo com o Ministério da Saúde, 23,5% dos tunisinos eram fumadores: 45% dos homens, 3% das mulheres e 20% dos adolescentes com 11 anos ou mais.

1.2. Idade:

O tabagismo foi descrito como uma epidemia pediátrica, com a maioria dos fumadores adultos a começar a fumar na adolescência (16).

O inquérito "Health behaviour in school-aged children (HBSC)", organizado em 1997/1998 pela Organização Mundial de Saúde (OMS) em 31 países de todo o mundo, recolheu dados de 123 227 adolescentes de 11, 13 e 15 anos, respetivamente. A análise dos dados revelou que a experimentação do tabaco aumenta com a idade em todos os países e em ambos os sexos. Aos 11 anos, cerca de 20% dos adolescentes referem ter experimentado o tabaco, aos 13 anos entre 40% e 50% e aos 15 anos entre 60% e 70%(17).

Apesar da diminuição da prevalência, o tabagismo continua a ser mais elevado entre os jovens adultos com idades compreendidas entre os 20 e os 34 anos.

Em 2015, no Canadá, 18,5% e 14,4% dos jovens adultos com idades compreendidas entre os 20 e os 24 anos e entre os 25 e os 34 anos, respetivamente, eram fumadores (18).

No nosso estudo, a idade média dos fumadores era de 40 anos, com uma idade média de início do consumo de tabaco de 17 anos.

1.3. Nível socioeconómico:

O consumo de tabaco conduz rapidamente a uma forte dependência, com uma perda de controlo sobre a liberdade de não fumar(19). O tabagismo é mais frequente entre os pobres. Este comportamento agrava a sua precariedade financeira e sanitária (20).

2. CARACTERÍSTICAS DO TABAGISMO:

2.1. Tipo de tabaco:

Os cigarros dominam os padrões de consumo de tabaco e são mais frequentemente associados ao narguilé entre os jovens (21). De facto, um estudo tunisino que envolveu 914 fumadores da população em geral concluiu que os jovens adultos associavam muito mais o narguilé aos cigarros (21).

Este facto confirma a escala preocupante do consumo de narguilé na última década (22).

No nosso estudo, os cigarros foram o tipo de tabaco mais utilizado (97% dos casos, em comparação com 2,9% dos utilizadores de narguilé).

2.2. Duração e quantidade do consumo:

O consumo de tabaco deve ser caracterizado com precisão (consumo, dependência, métodos e duração do consumo) e, se possível, deve ser medida a taxa de intoxicação por monóxido de carbono (23).

A patologia induzida pelo tabaco depende em grande medida da quantidade de cigarros fumados, mas é a duração do consumo de tabaco que constitui o fator mais decisivo para determinar o risco de patologia.

Vários autores demonstraram que quanto mais cedo se começa a fumar, mais rapidamente se avança para o consumo diário (24-26).

Um estudo tunisino demonstrou que os jovens adultos tiveram as primeiras experiências com o tabaco mais cedo e tornaram-se fumadores diários mais rapidamente. Os indivíduos mais velhos, por outro lado, eram mais dependentes fisicamente, fumavam mais cigarros e tinham níveis mais elevados de monóxido de carbono no ar expirado (COE) (21).

No nosso estudo, o consumo médio foi de 28 pb, sendo que 77% fumavam mais de 10 pb e 28% mais de 30 pb, com uma duração média de tabagismo de 22 anos.

3. TABACO E DOENÇAS RESPIRATÓRIAS:

Uma meta-análise que incluiu 216 artigos sublinhou a responsabilidade do tabagismo ativo no aumento do risco de DPOC (RR = 4,01), asma (RR = 1,61), cancro brônquico (RR = 10,92) e tuberculose (27).

Além disso, é essencial identificar o tabagismo em qualquer doente que apresente uma doença respiratória. Entre 38% e 77% das pessoas com DPOC continuam a fumar (28). No caso do cancro dos brônquios, a duplicação da dose consumida duplica o risco e a duplicação da duração da exposição multiplica este risco por 20 (29).

Para os fumadores entrevistados no nosso estudo, não se verificou qualquer patologia relacionada com o tabagismo.

4. DEPENDÊNCIA DO TABACO:

Fumar é um comportamento aditivo que combina dimensões psicocomportamentais e farmacológicas, em que a nicotina, o principal alcaloide do tabaco, desempenha um papel fundamental, reforçado pela ação de outras moléculas inibidoras da monoamina oxidase presentes no fumo do tabaco(30). A nicotina atravessa a barreira alvéolo-capilar como uma base livre e, em poucos segundos, atinge receptores específicos localizados no sistema de recompensa cerebral (mesocortico-límbico), induzindo uma libertação de dopamina que é responsável pela sensação de satisfação associada à inalação (31).

A força e a rapidez com que se desenvolve a dependência do tabaco estão ligadas à quantidade de nicotina fornecida e à rapidez com que esta chega ao cérebro. Na ausência de fornecimento de nicotina, o fumador toxicodependente experimenta uma síndrome de abstinência com "craving" (necessidade de consumir uma substância psicoactiva (PAS) condicionada pelo desejo obsessivo de a desfrutar sem demora)(32).

A dependência física do tabaco, avaliada pela pontuação de Fagerstrom, é um fator de prognóstico para o insucesso da desabituação (33-35).

Num estudo tunisino realizado em 2015, os factores determinantes da dependência do tabagismo pesado foram a idade precoce do primeiro cigarro, a duração do tabagismo, o alcoolismo, um estilo de vida sedentário e uma taxa elevada de COE(21).

No nosso estudo, foi encontrada uma correlação positiva entre a idade do primeiro cigarro (p=0,02), o número de IPs (p=0,04) e a dependência do tabaco.

5. AVALIAÇÃO DO ESTADO PSICOLÓGICO:

A identificação de perturbações de ansiedade ou depressivas é importante porque têm um impacto no prognóstico da retirada.

A partilha de factores de vulnerabilidade poderia explicar a frequência particular da associação entre o tabagismo e a depressão(36).

Foram avançadas várias hipóteses para explicar a co-morbilidade entre o tabagismo e as perturbações de ansiedade, nomeadamente a existência de perturbações respiratórias induzidas pelo tabagismo e/ou a intolerância à hipoxia (37).

Foi demonstrado um aumento do risco de suicídio proporcional ao aumento do consumo de cigarros (nunca fumador: RR = 1, ex-fumador: RR = 1,4, fumador < 15 cigarros por dia (cigarros/d) = 2,6, fumador > 15 cigarros/d = 4,5) (38).

O stress emocional, frequentemente caracterizado por sintomas de ansiedade e depressão, é há muito reconhecido como um importante fator de risco de recaída entre os fumadores (39).

No entanto, no contexto do nosso trabalho, será a ansiedade um fator de motivação para a cessação tabágica? Foi encontrada uma correlação positiva entre as perturbações de ansiedade e a patologia do familiar hospitalizado. Os indivíduos que tinham um familiar hospitalizado por uma doença relacionada com o tabaco (doença pulmonar obstrutiva crónica, cancro broncopulmonar) tinham tendência a ter uma perturbação de ansiedade.

Do mesmo modo, foi encontrada uma correlação positiva entre a ansiedade e a motivação para deixar de fumar. De facto, entre os indivíduos com ansiedade, 38% estavam altamente motivados para deixar de fumar, enquanto 31% estavam moderadamente motivados.

6. MOTIVAR AS PESSOAS A DEIXAREM DE FUMAR:

6.1. Avaliação da motivação para deixar de fumar:

Um estudo francês realizado em 2008 analisou a motivação para deixar de fumar utilizando o QMAT numa população de fumadores do sexo masculino que visitava um médico de clínica geral. O estudo envolveu 32 indivíduos. Neste estudo, 48% estavam insuficientemente motivados, 32% moderadamente motivados e 19% fortemente motivados (40).

Nos Estados Unidos, 68% dos adultos são fumadores, mas apenas 62% dos jovens entre os 18 e os 24 anos manifestaram o desejo de fumar (41).

No Canadá, embora mais de 62% dos fumadores com idades compreendidas entre os 20 e os 24 anos tenham tentado deixar de fumar no ano anterior, apenas 13% se mantiveram abstinentes (18).

Os jovens adultos têm dificuldade em deixar de fumar, em parte porque não recorrem tanto aos programas de desabituação, à terapia de substituição da nicotina ou a outras ajudas comprovadas como os adultos mais velhos, preferindo deixar de fumar sem ajuda (42, 43).

No nosso estudo, foi observada uma forte motivação para deixar de fumar em 32,9% dos inquiridos.

6.2. Factores que influenciam a motivação para deixar de fumar:

6.2.1. Factores com um impacto positivo na motivação:

- **Gerir a ansiedade:**

Nos estudos, a luta contra o stress surgiu em quase todas as entrevistas como justificação para fumar. O tabaco foi considerado como tendo efeitos benéficos assinaláveis (calmante, relaxante, anti-stress).

Outros estudos tendem a provar que as perturbações de ansiedade aparecem mais frequentemente após o início do consumo de tabaco(44). Parece também que deixar de fumar pode ser acompanhado por uma melhoria da ansiedade(44).

Foi o que se verificou no nosso estudo, uma vez que foi encontrada uma correlação positiva entre a presença de ansiedade e a patologia respiratória tabágica do familiar hospitalizado. De facto, estes sujeitos ansiosos tinham familiares hospitalizados por patologias graves (DPOC: 44% e CBP: 36,6%).

Era, portanto, um momento oportuno para sensibilizar estes indivíduos para os efeitos nocivos do tabaco e incentivá-los a deixar de fumar. Cabe ao médico alterar este aspeto negativo (ansiedade) e transformá-lo num aspeto positivo (deixar de fumar), incentivando-os a deixar de fumar para evitar os efeitos nocivos do tabaco.

Por conseguinte, seria muito importante fazer passar esta mensagem aquando da prestação de assistência à desabituação a estas populações. É também necessário adotar uma abordagem holística do indivíduo e ter o maior impacto possível nas condições de vida para melhorar as hipóteses de uma retirada bem sucedida.

- **Preços dos cigarros**

Na população em geral, o preço dos cigarros foi estatisticamente a principal razão para 62,8% dos fumadores deixarem de fumar (45). No entanto, o nível muito elevado de dependência significava provavelmente que continuavam a fumar independentemente das condições (tabaco de enrolar, inalação mais profunda, pausas mais longas para inalação, pontas de cigarro mais curtas) (45). Desta forma, continuam a absorver a mesma quantidade de nicotina com menos cigarros. Infelizmente, este procedimento aumenta a quantidade de substâncias tóxicas inaladas.

- **Ajudas para deixar de fumar:**

A falta de conhecimentos sobre os recursos e as estruturas para deixar de fumar foi frequentemente reconhecida como um obstáculo ao abandono do vício. Este facto foi agravado pela falta de confiança na ajuda disponível. Estes aspectos também foram recorrentes na população estudada, especialmente no que respeita à indisponibilidade e ineficácia dos substitutos da nicotina. A falta de conhecimento sobre as estruturas de apoio foi, sem dúvida, um obstáculo à cessação.

6.2.2. Factores que têm um impacto negativo na motivação:

- **Uma prática de socialização**

As pessoas eram frequentemente introduzidas no consumo de tabaco pelos seus pares ou familiares numa idade muito jovem. O tabaco era um objeto de troca, uma prática social que criava laços fortes. Não havia vergonha de fumar e a maioria das pessoas à sua volta era fumadora.

Na população em geral, dar um bom exemplo e as pessoas que o rodeiam foram as razões mais frequentemente citadas para deixar de fumar.

- **Prazer:**

O ato de fumar é frequentemente considerado na literatura como "o último prazer" (46). As pessoas entrevistadas não insistiram neste ponto. Para eles, o ato de fumar desempenha mais um papel terapêutico e necessário do que um prazer.

- **Confiança no seu sucesso:**

Os estudos demonstraram frequentemente que as pessoas têm dúvidas sobre a sua própria capacidade de deixar de fumar. A tentativa de deixar de fumar tem muito poucas hipóteses de conduzir a uma abstinência permanente e o fracasso prejudicará ainda mais a sua autoimagem.

- **Síndrome depressivo:**

As relações entre o tabagismo e a depressão são significativas. Uma vez que provavelmente partilham factores de vulnerabilidade genéticos, psicológicos e comportamentais comuns, todos os doentes que desejem deixar de fumar devem ser monitorizados do ponto de vista tímico, especialmente se procurarem ajuda (47). A questão da moral foi abordada, uma vez que uma síndrome depressiva poderia ter sido um obstáculo à proposta de cessação tabágica. De facto, aconselhar as pessoas a não deixarem de fumar por causa da depressão reforça a ideia de que são incapazes de conseguir alguma coisa e agrava a sua depressão (48).

Assim, um episódio depressivo major presente no início da cessação ou que ocorra durante a cessação deve ser sistematicamente procurado. O seu tratamento deve ser apresentado como parte integrante da ajuda à cessação, de modo a não agravar o estado de espírito do doente que deseja deixar de fumar(48).

7. Impacto da hospitalização de um familiar próximo na cessação tabágica:

Quinze por cento dos inquiridos deixaram de fumar. Parece que responder ao questionário é um fator de motivação para deixar de fumar. Este facto reforça a ideia de que a cessação tabágica nestas populações requer um tratamento individualizado e global.

A entrevista motivacional é uma abordagem que pode orientar eficazmente os doentes para a mudança. O objetivo desta abordagem colaborativa e centrada na pessoa é explorar, suscitar e reforçar a motivação dos doentes para mudar. De facto, para ser mais eficaz, a educação para a cessação tabágica deve começar com um aconselhamento mínimo e continuar através de um programa intensivo de cessação tabágica (49). Os médicos podem ter uma influência positiva na capacidade destes indivíduos para deixarem de fumar.

Galera et al sugerem que uma abordagem educativa da cessação tabágica é suscetível de ajudar a maioria dos pacientes fumadores a deixar de fumar, sem perda de moral ou aumento de peso, e encorajam a criação de um verdadeiro programa de educação terapêutica dedicado à cessação tabágica (50). Alguns autores determinaram que as sessões individuais de terapia cognitivo-comportamental (TCC) aumentam as hipóteses de deixar de fumar com sucesso em cerca de 50%(51). Trata-se de uma das únicas abordagens não medicamentosas cuja eficácia foi cientificamente demonstrada(51). Do mesmo modo, ao intervir a nível comportamental, cognitivo e emocional, as TCC visam reduzir as recaídas e encorajar as pessoas a manter a abstinência do tabaco, reaprendendo o seu comportamento. Actuam sobre os comportamentos que levam ao tabagismo: programas autodidactas, aconselhamento individual anti-tabaco, terapias de grupo, grupos de autoajuda e de apoio social e técnicas de modificação dos hábitos tabágicos(52).

No entanto, poucos deles incluem sessões de cessação tabágica na sua prática de rotina. A prescrição de TNP poderia, portanto, ajudar a atingir o nosso objetivo de cessação tabágica sob diferentes formas(53, 54).

A elevada dependência da nicotina dos nossos doentes, combinada com a baixa taxa de utilização de substitutos da nicotina e a ausência de programas de apoio à cessação tabágica e de medidas legislativas podem explicar a baixa taxa de sucesso da cessação tabágica.

O importante é ter em conta esta dificuldade em perspetivar o futuro aquando da criação do apoio à retirada. Uma parte do apoio poderia ser consagrada ao desenvolvimento de planos para o futuro.

Conclusão

O tabagismo é a principal causa de morte evitável. Todos os anos, é responsável por mais de 6 milhões de mortes em todo o mundo. O consumo de tabaco induz uma dependência com componentes genéticos, farmacológicos e ambientais. É uma doença crónica cuja progressão é pontuada por tentativas de deixar de fumar e recaídas.

Realizámos um estudo prospetivo e transversal no Serviço de Pneumologia de Sfax, durante um período de 2 meses, em 70 fumadores com um familiar hospitalizado no Serviço de Pneumologia. Foi aplicado um questionário para avaliar as perturbações ansioso-depressivas (Hospital Anxiety and Depression Scale), a dependência física (score de Fagerstrom) e a motivação para deixar de fumar (escala Q-MAT). Foi efectuada uma chamada telefónica aos 3 meses para reavaliar a situação tabágica.

Os 70 homens tinham uma idade média de 40 anos. O principal tipo de tabaco utilizado foi o cigarro com filtro (97%), seguido do narguilé (2,9%). A idade média do primeiro cigarro foi de 17 anos. Os motivos mais comuns de hospitalização dos seus familiares foram a descompensação da DPOC (36%) e o cancro broncopulmonar (27%). A média de fumadores era de 29 PA. A dependência do tabaco foi considerada muito grave (35,7%), moderada (18,6%), fraca (20%) e ausente (25,7%). 21,7% dos indivíduos referiram uma tentativa anterior de deixar de fumar. A boa motivação para deixar de fumar foi encontrada em 32,9% dos casos. De acordo com a escala HAD, foram registadas perturbações de ansiedade em 41% dos casos e perturbações depressivas em 11%.

Verificou-se uma associação positiva entre as perturbações de ansiedade e a causa de hospitalização do progenitor. Os indivíduos que têm um familiar hospitalizado por uma doença relacionada com o tabaco (doença pulmonar obstrutiva crónica, cancro broncopulmonar) têm tendência a apresentar uma perturbação de ansiedade. Entre os sujeitos ansiosos inquiridos, 44% tinham um familiar hospitalizado por descompensação de DPOC e 36,6% por CBP.

Foi encontrada uma correlação positiva entre a idade (r=0,02), a dependência (r =0,081), a pontuação HAD (depressão: r=0,012, Ansiedade: r= 0,2) e a motivação para deixar de fumar. No entanto, a relação foi insignificante (r<0,2).

Trinta e oito por cento (38%) dos indivíduos ansiosos inquiridos tinham uma forte motivação para deixar de fumar e 31% uma motivação moderada.

A presença de um nexo de causalidade entre o tabagismo e a patologia de que sofre o familiar hospitalizado parece aumentar a motivação para deixar de fumar (r=0,56). Quarenta e três por cento dos fumadores motivados para deixar de fumar tinham familiares hospitalizados por DPOC e 23,5% por CBP.

Após 3 meses, 15% dos fumadores interrogados tinham deixado de fumar. Destes, 60% tinham um familiar hospitalizado por descompensação da DPOC e 20% tinham um familiar em acompanhamento por PBC. Verificou-se uma correlação positiva entre a cessação do tabagismo aos 3 meses e a dependência do tabaco (p=0,039).

Um estudo sobre a sua motivação para deixar de fumar revelou um certo número de factores a ter em conta. Parece que o stress associado à doença de um familiar hospitalizado é um fator de motivação. É igualmente importante notar o elevado nível de dependência e a dificuldade de se projetar no futuro, que constituem dois obstáculos ao sucesso da cessação tabágica. As ajudas à cessação tabágica devem ter em conta estas particularidades e oferecer uma abordagem global. Esta deve incluir um trabalho sobre o stress, as condições de vida, os projectos futuros e a autoestima. O objetivo desta abordagem colaborativa e centrada na pessoa é explorar, encorajar e reforçar a motivação do doente para mudar. De facto, para ser mais eficaz, a educação para a cessação tabágica deve começar com um aconselhamento mínimo e continuar através de um programa intensivo de cessação tabágica.

É igualmente importante adotar uma abordagem holística do indivíduo e ter o maior impacto possível nas condições de vida, a fim de aumentar as hipóteses de sucesso da cessação tabágica. Cabe ao médico alterar este aspeto negativo (ansiedade) e orientá-lo para um aspeto positivo (deixar de fumar), encorajando as pessoas a deixarem de fumar para prevenir os efeitos nocivos do tabaco.

Bibliografias

1 **Jha P. Avoidable global cancer deaths and total deaths from smoking.**

Nature reviews Cancer. 2009;9(9):655-64.

2 **Eriksen M MJ, Schluger N, Islami F, Droppe J. O atlas do tabaco. 5ª Edição.**

Atlanta: American Thoracic Society. 2015; [Revisto, alargado e atualizado].

3 **Ribassin-Majed L, Hill C. Tendências da mortalidade atribuível ao tabaco em França.**

Revista Europeia de Saúde Pública. 2015;25(5):824-8.

4 **Santé SodlOmdl. wwwwhoint/en.**

5 **Hughes JR, Keely J, Naud S. Shape of the relapse curve and long-term abstinence among untreated smokers (Forma da curva de recaída e abstinência a longo prazo entre fumadores não tratados).**

Addiction. 2004;99(1):29-38.

6 **Hanssens L, Lustygier V, Ansseau M, Thiebaut I, Thimpont J. [The motivational week: A new approach in smoking cessation].**

Jornal de doenças respiratórias. 2017;34(3):188-93.

7 **Lagrue G, Le Faou AL, Scemama O. [Smoking, the numbers need analysis].**

Imprensa Médica. 2005;34(15):1055-8.

8 **Perriot J. [Provisionamento da terapia de cessação tabágica].**

Journal of Respiratory Diseases. 2006;23(1 Suppl):3S85-3S105.

9 **Heatherton TF, Kozlowski LT, Frecker RC, Fagerstrom KO. The Fagerstrom Test for Nicotine Dependence: uma revisão do Fagerstrom Tolerance Questionnaire.**

British journal of addiction. 1991;86(9):1119-27.

10 **Aubin HJ LGLP, Azoulaï G, Pélisolo S, Humbert R, Renon D. Questionário de motivação para deixar de fumar (Q-MAT).**

Alcohol Addictol. 2004;26:311-16.

11 . **Zigmond AS, Snaith RP. The hospital anxiety and depression scale.**

Ata psychiatrica Scandinavica. 1983;67(6):361-70.

12 **OMdl da saúde. Relatório da OMS sobre a epidemia mundial do tabaco, 2017** www.whoint/tobacco/global_report/2017/executive-summary/en/. 2017.

13 **Saúde OMdl. O tabagismo está a diminuir, mas demasiado lentamente. Dia Mundial sem Tabaco: tabaco e doenças cardíacas.** 2018;

www.who.int/fr/news-room/detail/31-05-2018-world-no-tobacco-day-tobacco-and-heart- doença.

14 **Instituto de Estatística do Quebeque (2016). Enquête québécoise sur la santé de la population (EQSP) Inquérito sobre a saúde da população do Quebeque 2016**

Disponível em: https://wwwinfocentreinspqrtssqcca (Recuperado em 19 de março de 2017) 2014-2015.

15 **Jarraya F, Kammoun K, Mahfoudh H, Kammoun K, Hachicha J. [Gestão da hipertensão arterial na Tunísia: o desafio de um país em desenvolvimento].**

Swiss Medical Journal. 2012;8(353):1725-6, 8-30.

16 **Kessler DA, Witt AM, Barnett PS, Zeller MR, Natanblut SL, Wilkenfeld JP, et al. The Food and Drug Administration's regulation of tobacco products.**

Jornal de Medicina de Nova Inglaterra. 1996;335(13):988-94.

17 **.AGHAINN SN FY. Consumo de substâncias. Em Health and health behaviour among young people.**

Série de Políticas da OMS: Questões de política de saúde para crianças e adolescentes. 2000;97-114.

18 **Reid JL, Hammond, D., Rynard, V. L., Madill, C. L., Burkhalter, R. Tobacco use in Canada: Patterns and trends (Edição de 2017).**

Waterloo, ON: Propel Centre for Population Health Impact, University of Waterloo Disponível em: wwwtobaccoreportca. 2017.

19 **Ben Ayoub W DK, Stoebner-Delbarre A, Fakhfakh R, et al. La consultation d'aide au sevrage tabagique de l'institut de cancérologie Salah-Azeiz de Tunis: résultats à un an.** Journal of Epidemiology and Public Health. 2008;56:280-5.

20 **Martinet Y WN, Béguinot E, Cagnat-Lardeau C. Controlo do tabaco.**

Jour Fran Viet Pul.02:6-13.

21 **Sriha Belguith Asma BI, Elmhamdi Sana, Ben Salah Aroua, Harizi Chahida, Ben Salem Kamel, Soltani Moahmed Essouss dependência da nicotina e intoxicação por monóxido de carbono em fumadores adultos.**

La tunisie Medicale. 2015;Vol 93 (n°04):231-6.

22 **Helmi Ben Saad. O narguilé e os seus efeitos na saúde. Parte II: os efeitos do narguilé na saúde.**2010;66:132-44.

23 **Wirth N PJ, Stoebner A, Peyrin-Biroulet C, TheveninC, Martinet Y. Tabagismo.**

In: La Pneumologie fondée sur lespreuves, sous l'égide de la SPLF, coordination S Marchand-Adam 5è édition Paris: Editions Margaux Orange. 2017.

24 **Hastier N, Quinque K, Bonnel AS, Lemenager S, Le Roux P. [O tabagismo e o adolescente. An inquiry into motivation and knowledge of the effects of tobacco].**

Journal of Respiratory Diseases. 2006;23(3 Pt 1):237-41.

25 **Hutchinson PJ, Richardson CG, Bottorff JL. Fumo emergente de cigarros, correlações com depressão e interesse em parar de fumar entre adolescentes aborígenes na Colúmbia Britânica.**

Revista canadiana de saúde pública = Revue canadienne de sante publique. 2008;99(5):418-22.

26 **Tavolacci MP, Marini H, Bailly L, Ladner J. [Prevalência e características socio-sanitárias dos fumadores inveterados na Alta Normandia].**

Sante publique. 2009;21(6):583-93.

27 **Jayes L, Haslam PL, Gratziou CG, Powell P, Britton J, Vardavas C, et al. SmokeHaz: Systematic Reviews and Meta-analyses of the Effects of Smoking on Respiratory Health.** Chest. 2016;150(1):164-79.

28 **Tonnesen P. Smoking cessation and COPD (Deixar de fumar e DPOC).**

European respiratory review: an official journal of the European Respiratory Society. 2013;22(127):37-43.

29 **Hill C. [Epidemiologia do tabaco].**

La Revue du praticien. 2012;62(3):325, 7-9.

30 **Perriot J, Underner M, Peiffer G, Dautzenberg B. [Ajudar a deixar de fumar em fumadores com DPOC, asma, cancro do pulmão e operados].**

Jornal de Pneumologia Clínica. 2018;74(3):170-80.

31 **Abrous N AH, Berlin I, Junien C, Kaminski M, Le Foll B, et al Tabac. Compreender a dependência para agir.**

Expertise colectiva Paris: Les Editions Inserm. 2004.

32 **Brousse G CI. Craving: chaves para a compreensão.**

Alcohol Addictol. 2014; 36:105-15.

33 **Li L, Borland R, Yong HH, Fong GT, Bansal-Travers M, Quah AC, et al. Predictors of smoking cessation among adult smokers in Malaysia and Thailand: findings from the International Tobacco Control Southeast Asia Survey.**

Nicotine & tobacco research: jornal oficial da Society for Research on Nicotine and Tobacco. 2010;12 Suppl:S34-44.

34 **Sienkiewicz-Jarosz H, Zatorski P, Baranowska A, Ryglewicz D, Bienkowski P. Predictors of smoking abstinence after first-ever ischemic stroke: a 3-month follow-up**. Stroke. 2009;40(7):2592-3.

35 **Zhou X, Nonnemaker J, Sherrill B, Gilsenan AW, Coste F, West R. Attempts to quit smoking and relapse: factors associated with success or failure from the ATTEMPT cohort study.**

Comportamentos aditivos. 2009;34(4):365-73.

36 **Le Strat Y GP. Genetic vulnerabilities to smoking and anxiety, depression and psychosis.**

In: Fédération franc, ai se de psychiatrie, Office franc, ais de prévention du tabagisme conférence d'experts, editors Arrêt du tabac chez lespatients atteints d'affections psychiatriques. 2009;Paris: OFT Entre-prise.

37 **Moylan S, Jacka FN, Pasco JA, Berk M. Como o tabagismo pode aumentar o risco de sintomas de ansiedade e transtornos de ansiedade: uma revisão crítica das vias biológicas.** Cérebro e comportamento. 2013;3(3):302-26.

38 **Miller M HD, Rimm E. Cigarette and suicide:a prospective study of 50,000 men.**

Am J Public Health. 2000;90:768-73

39 **Cohen S, Lichtenstein E. Perceived stress, quitting smoking, and smoking relapse.**

Health psychology: official journal of the Division of Health Psychology, American Psychological Association. 1990;9(4):466-78.

40 **N NG. The value of screening for erectile dysfunction in motivating people to stop smoking: a survey in general practice [Thèse d'exercice].**

[França]: Université Paul Sabatier(Toulouse) Faculté des sciences médicales Rangueil; 2008.

41 **Departamento de Saúde e Serviços Humanos dos EUA. The health consequences of smoking- 50 years of progress: A report of the surgeon general.**

Atlanta: Departamento de Saúde e Serviços Humanos dos EUA, Centros de Controlo e Prevenção de Doenças, Centro Nacional de Prevenção de Doenças Crónicas e Promoção da Saúde, Gabinete de Tabagismo e Saúde 2014.

42 **Solberg LI, Boyle RG, McCarty M, Asche SE, Thoele MJ. Young adult smokers: are they different?** The American journal of managed care. 2007;13(11):626-32.

43 **Curry SJ, Sporer AK, Pugach O, Campbell RT, Emery S. Use of tobacco cessation treatments among young adult smokers: 2005 National Health Interview Survey.**

Am J Public Health. 2007;97(8):1464-9.

44 **Santé HAd. Estratégias terapêuticas para a cessação tabágica.**

Eficácia, eficiência e responsabilidade financeira. 2007.

45 **Craig L GR, Wilquin J-L, Beck F, Arwidson P, Deutsch A, et al. ITC France National Report: Results of the second wave. Promoção de estratégias baseadas em provas para combater a epidemia global do tabaco**.

Waterloo (CAN): Universidade de Waterloo 2011.

46 **Constance J P-WP. O cigarro do pobre.** Etnologia francesa. 2010;40(3):535-42.

47 **Lagrue G, Dupont P, Fakhfakh R. [Anxiety and depressive disorders in tobacco dependence].** L'Encephale. 2002;28(4):374-7.

48 **P. DUPONT SdAdPR, CHU Paul Brousse, VILLEJUIF. Depressão e cessação tabágica.**

Informações práticas sobre o tabaco.

49 **Smith PM, Burgess E. Smoking cessation initiated during hospital stay for patients with coronary artery disease: a randomized controlled trial.**

CMAJ: Jornal da Associação Médica Canadiana = journal de l'Association medicale canadienne. 2009;180(13):1297-303.

50 **O. Galeraa DB, Z. Maoza, C. Lussagneta, Tadiotto, T. Babina. Eficácia da educação terapêutica contra a "nicotinofobia" em fumadores hospitalizados em cuidados de acompanhamento e reabilitação cardiovascular e pulmonar**.

Jornal de pneumologia clínica. 2017;5.

51 Lancaster T, Stead LF. Individual behavioural counselling for smoking cessation (aconselhamento comportamental individual para a cessação tabágica).

A base de dados Cochrane de revisões sistemáticas. 2017;3:CD001292.

52 Cessação do tabagismo.

Référentiels Auvergne-Rhône-Alpes en oncologie thoracique, 10ª Edição Actualizada 2016.

53 **Meine TJ, Patel MR, Washam JB, Pappas PA, Jollis JG. Safety and effectiveness of transdermal nicotine patch in smokers admitted with acute coronary syndromes.**

The American journal of cardiology. 2005;95(8):976-8.

54 **Guevel-Jointret AL, Borel ML, Munier S, Cornily JC, Pennec PY, Gilard M, et al [Tolerância e eficácia da substituição precoce da nicotina após síndromes coronárias agudas].**

Archives of Heart and Vascular Diseases. 2007;100(6-7):514-8.

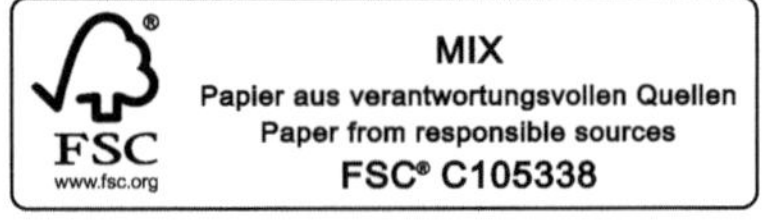

Printed by Books on Demand GmbH, Norderstedt / Germany